I0041197

Tc 11
320.

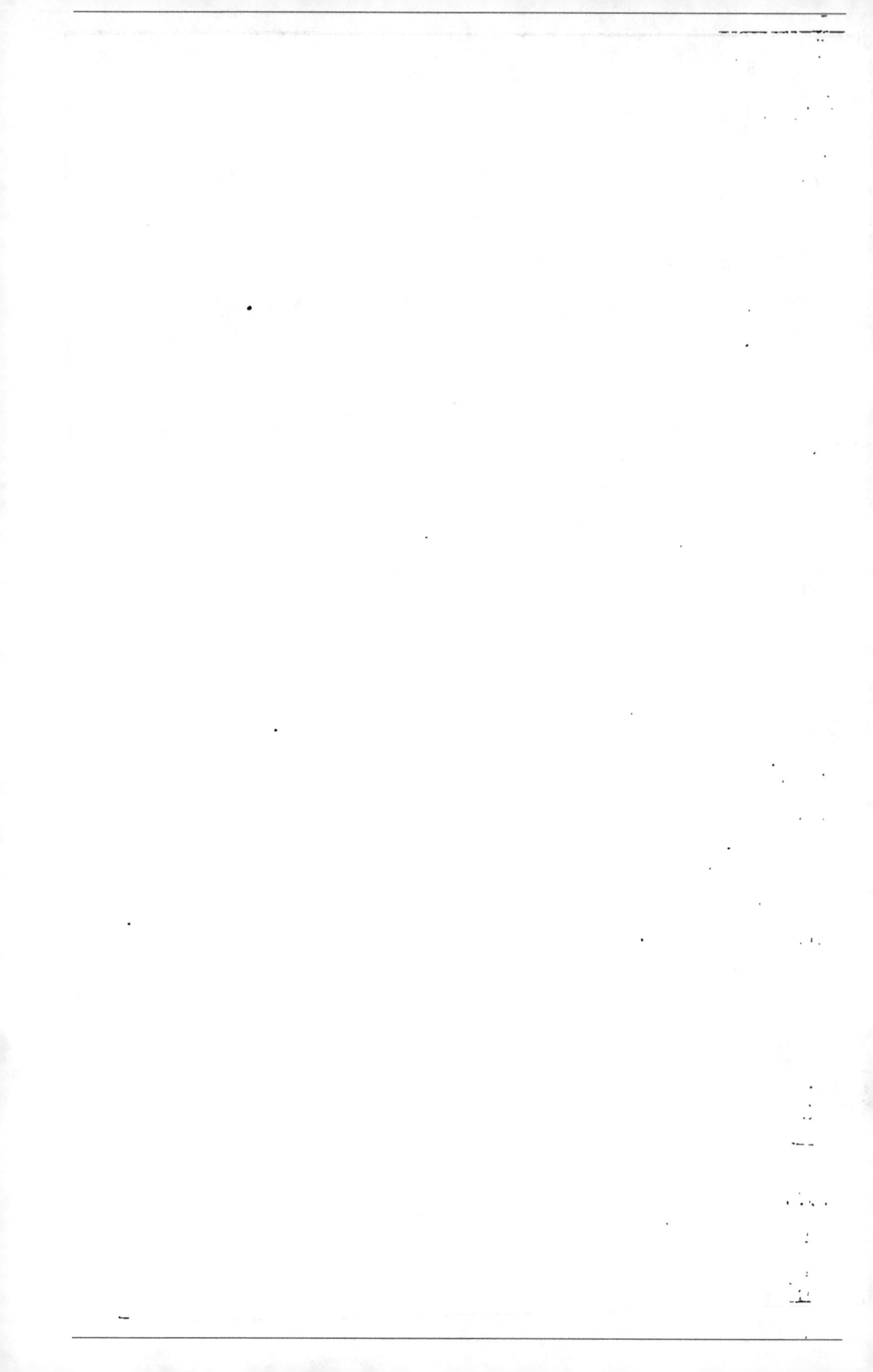

PETIT CATÉCHISME
D'HYGIÈNE

A L'USAGE

DES PENSIONS, DES ÉCOLES DES DEUX SEXES
DES SALLES D'ASILE, ETC.

PAR

Le Docteur **GUIRETTE**

Médecin de la Faculté de Paris, ancien membre du Conseil d'hygiène dans le département des Basses-Pyrénées, chevalier de la Légion d'honneur.

PARIS
LIBRAIRIE CLASSIQUE DE CH. FOURAUT
RUE SAINT-ANDRÉ-DES-ARTS, 47

Tc 11
320

PETIT CATÉCHISME

D'HYGIÈNE

À L'USAGE

DES ÉCOLES DES DEUX SEXES

DES SALLES D'ASILE, ETC.

PAR

Le docteur GUIBETTE

[illegible]

PARIS

LIBRAIRIE CLASSIQUE DE CH. FOURAUT

47, RUE SAINT-ANDRÉ-DES-ARTS, 47

PETIT

CATÉCHISME D'HYGIÈNE

1
320

Paris. — Typ. PILLET fils aîné, 5, rue des Grands Augustins.

PETIT

CATÉCHISME D'HYGIÈNE

A L'USAGE

DES MAISONS D'ÉDUCATION

PAR

M. le Docteur GUIRETTE

Médecin de la Faculté de Paris,
ancien membre du Conseil d'hygiène dans le département
des Basses-Pyrénées,
chevalier de l'ordre impérial de la Légion d'honneur.

Nouvelle édition, corrigée et augmentée.

PARIS

LIBRAIRIE CLASSIQUE

De CH. FOURAUT

RUE SAINT-ANDRÉ-DES-ARTS, 47

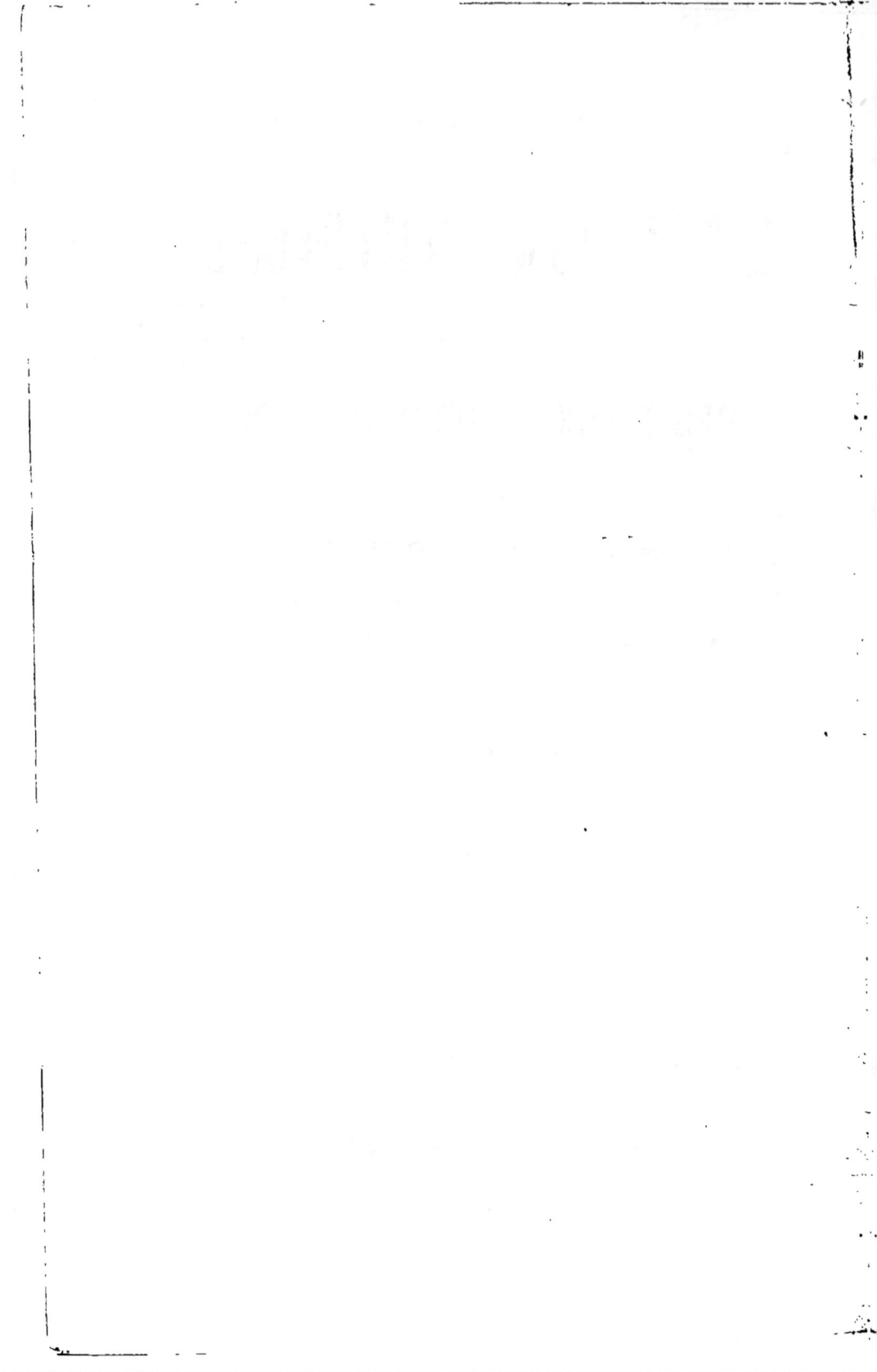

INTRODUCTION

En publiant ce petit livre, je n'ai nullement la prétention de donner un traité complet d'hygiène ; j'ai seulement voulu former un recueil des connaissances qu'il est indispensable de posséder, et les mettre à la portée de tout le monde.

Pour remplir ce but, j'ai pensé qu'il serait avantageux d'adopter la forme de Catéchisme ; cette méthode paraîtra sans doute sèche et laconique ; mais l'attrait qui lui manquera sera compensé, je l'espère, par la clarté et la précision auxquelles l'emploi de demandes et de réponses permet d'atteindre plus facilement.

Suivant l'ordre qui m'a paru le plus naturel, je diviserai mon travail en cinq parties :

La première comprendra la connaissance de l'organisation.

La deuxième aura pour objet la bromatologie, c'est-à-dire la connaissance des aliments et des boissons, et leur action sur l'économie animale.

Dans la troisième, je m'occuperai de l'air et des agents que la nature a répandus dans ce fluide.

Dans la quatrième, je traiterai des fonctions du cerveau, de leurs effets sur la santé et des moyens qui agissent sur cet organe.

Dans la cinquième, je ferai connaître les divers exercices qui pourront être à la portée des élèves, et leur influence sur les organes et les fonctions.

Puisse mon travail inspirer le désir de s'instruire et faire comprendre les avantages qui résultent des connaissances importantes! Ainsi j'aurai rempli la tâche que je me suis imposée, et satisfait mon vœu le plus ardent, celui d'être utile à la société.

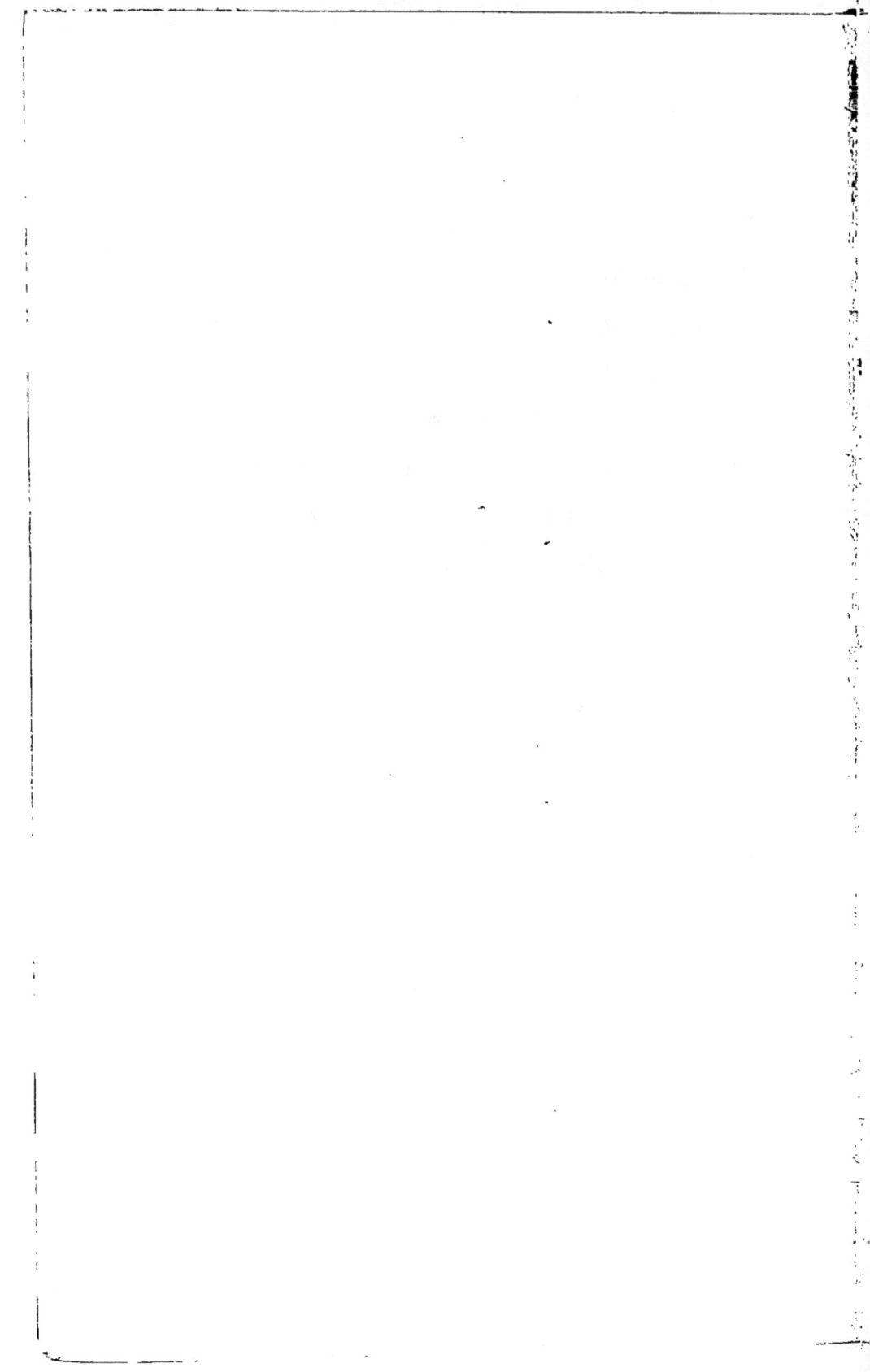

PETIT
CATÉCHISME D'HYGIÈNE

PREMIÈRE PARTIE

—

De l'Organisme.

Qu'est-ce que l'hygiène?

C'est l'art de conserver la santé.

Quel est l'objet de l'hygiène?

C'est de nous apprendre à discerner les choses utiles de celles qui nous sont nuisibles, et à faire tourner les premières au profit de notre organisme.

Qu'est-ce que l'organisme ?

L'organisme est la connexion des divers appareils qui composent le corps de l'homme.

Qu'entend-on par le mot appareil ?

On entend par ce mot l'assemblage de plusieurs organes concourant tous à l'exercice d'une même fonction.

Qu'est-ce qu'un organe ?

On appelle ainsi chacune des parties constituantes du corps de l'homme.

Ces diverses parties sont-elles semblables entre elles ?

Non, ces parties ne sont point semblables; chacune a sa forme, sa structure, sa composition spéciale, son action, et concourt à sa manière à la vie de l'homme.

Ces organes et ces appareils sont-ils uniformes chez tous les individus ?

Non, il existe entre ces organes et ces appareils une prédominance qui varie pour chaque individu.

En quoi consiste cette prédominance ?

Elle consiste dans la plus ou moins grande force d'un de ces appareils à l'égard des autres; c'est cette prédominance qui imprime à la constitution un type particulier.

Qu'entend-on par constitution ?

On entend par constitution, la manière d'être, l'état d'organisation propre à chaque individu.

Y a-t-il plusieurs espèces de constitutions ?

Oui, sans doute, puisque les constitutions dépendent du développement plus ou moins grand d'un de nos appareils.

Quels sont les attributs des constitutions où prédomine l'appareil digestif ?

Les individus doués de cette constitution

ont une digestion facile et prompte, le teint coloré, une contractilité très-forte, et généralement l'intelligence rapide.

Quels sont les attributs des constitutions où prédominent les appareils circulatoires et respiratoires?

Une poitrine large, bien développée; des poumons remplissant parfaitement les cavités de la poitrine; une physionomie animée; une grande chaleur animale, et ordinairement une conception prompte, une imagination facile et brillante, tels sont les attributs de cette constitution.

Quels sont les attributs des constitutions où domine le système nerveux?

Les individus doués de cette constitution ont généralement un corps grêle; les muscles, peu développés, sont incapables d'une fatigue prolongée; mais ils peuvent acquérir momentanément, par la surexcitation, une puissance d'action et d'activité extraordinaires; il faut joindre à ces caractères une grande sensibilité, et le plus souvent une grande pénétration d'esprit.

Quels sont les attributs des constitutions où domine le système locomoteur?

Un développement extrême des membres, une force extraordinaire, une digestion très-facile, mais souvent une perception difficile et peu étendue.

Ces constitutions diverses n'éprouvent-elles pas des modifications?

Sans doute, elles en éprouvent selon l'âge, les habitudes des individus et leur tempérament particulier, autrement dit leur idiosyncrasie.

Quelles sont les modifications que l'âge apporte dans la constitution de l'homme?

Le corps de l'homme, d'une consistance molle d'abord chez l'enfant, prend de l'accroissement, et présente des formes plus accentuées chez l'adulte; plus tard viennent les rides, signes manifestes des outrages du temps.

Ces changements s'étendent-ils aussi sur les sens?

Oui, sans doute; la vue, le goût, l'odorat, faciles dans l'âge viril, perdent de leur perfectibilité dans la vieillesse.

L'appareil locomoteur ne se trouve-t-il pas aussi sous cette influence?

On ne peut le nier; car à mesure que l'homme avance en âge, les contractions musculaires s'affaiblissent, et le corps perd cette attitude droite qui décore la jeunesse.

Ces divers changements s'appliquent-ils aussi aux appareils de la vie organique ?

Tout ce qui a été dit s'applique parfaitement à toutes nos fonctions en général.

Qu'entend-on par habitudes ?

On appelle ainsi la répétition volontaire des mêmes actes, d'où résulte une manière d'être particulière.

L'habitude exerce-t-elle son influence sur toutes les fonctions ?

Sans contredit ; car l'appétit vient à des heures réglées, et l'on mange plus ou moins selon l'habitude que l'on a contractée : on s'endort et l'on s'éveille aux heures accoutumées.

Les sens sont-ils au-dessus de cette influence?

Loin de là : l'ouïe, la vue, le tact subissent cette influence, comme on peut le démontrer par ces prisonniers qui finissent par distinguer tous les objets dans un cachot obscur, et par ces aveugles qui suppléent à la vision par l'habitude qu'ils acquièrent.

Les habitudes n'ont-elles pas une influence assez grande sur la production des maladies?

L'abus de certaines habitudes peut produire bon nombre de maladies; c'est ainsi que l'estomac peut acquérir plusieurs affections par l'usage immodéré du manger.

Il est donc urgent de se défaire de ses habitudes?

Certainement, puisqu'elles ne peuvent manquer de troubler d'une manière plus ou moins fâcheuse la régularité de nos fonctions, et par conséquent de nuire à la santé générale.

Qu appelle-t-on hérédité ?

On appelle ainsi une disposition en vertu de laquelle les parents transmettent aux enfants certaines maladies, comme ils leur transmettent la ressemblance.

Indiquez quelques-unes des maladies qui peuvent être transmises par voie héréditaire ?

Il y en a un grand nombre ; mais nous nous contenterons de citer les plus communes, parmi lesquelles se trouvent : les scrofules, le rachitisme, les dartres, la surdité, la goutte, le rhumatisme, etc.

Quelle est l'époque à laquelle agit la prédisposition héréditaire?

Elle est variable et dépend de circonstances fort nombreuses.

Comment les dispositions héréditaires influent-elles sur la constitution ?

En procurant aux organes une aptitude toute spéciale à contracter les maladies que nous venons de signaler.

Peut-on modifier les mauvais effets de l'hérédité ?

On le peut par l'emploi d'un régime approprié, et par des soins hygiéniques.

Faites connaître ces moyens ?

Ils consistent dans l'usage d'une alimentation convenable, dans le choix d'un climat ou d'une localité appropriée, et dans l'éducation physique et morale des enfants.

Donnez un exemple pour bien comprendre ?

Si un enfant présente le caractère scrofuleux, par exemple, l'éducation physique, en augmentant, par des exercices judicieux, sa force musculaire, aidera (si l'on y joint une alimentation tonique et le séjour dans un pays sec et chaud) à combattre efficacement les mauvais effets de sa constitution.

Qu'entend-on par idiosyncrasie?

Idiosyncrasie veut dire tempérament spécial; c'est une disposition, une manière d'être particulière à chaque individu et d'où résultent des répugnances ou des inclinations spéciales.

Comment ces répugnances, ces idiosyncrasies peuvent-elles agir sur la constitution de l'homme?

En exaltant la sensibilité, et en troublant les fonctions des organes. Ainsi, par exemple, certains individus éprouvent une telle répugnance pour le vinaigre, que l'odeur seule détermine chez eux des vomissements, et d'autres accidents nerveux.

L'idiosyncrasie est-elle bien importante ?

Elle doit toujours être prise en considération, pour la bonne direction de la santé.

Pourquoi ?

Parce que si on l'oubliait ou si l'on voulait lutter contre elle, on s'exposerait à produire des maladies fâcheuses.

Il est donc nécessaire de faire disparaître les idiosyncrasies ?

Sans doute ; mais on n'y parvient qu'en faisant contracter progressivement et lentement des habitudes nouvelles.

SECONDE PARTIE

—

Des moyens que nous possédons pour modifier l'organisation.

Comment appelle-t-on les corps propres à remplir nos besoins dans l'état de santé ?

On les appelle *moyens*, *agents*, *puissances*.

D'où viennent ces agents ?

Ils viennent du dehors et agissent sur nous, soit en s'introduisant dans notre économie, soit par les impressions qu'ils exercent sur notre corps.

N'y a-t-il pas un autre ordre de puissances hygiéniques ?

Il en existe qui dépendent de l'action même

des organes ; elles résultent des sécrétions et des évacuations, de l'exercice des sens, du cerveau, etc., etc. Nous commencerons par exposer celles du premier ordre en suivant la méthode physiologique.

CHAPITRE PREMIER.

De la Bromatologie.

Qu'entend-on par bromatologie ?

C'est la partie de l'hygiène qui traite de tout ce qui concerne les aliments.

Qu'est-ce que l'aliment ?

L'aliment est une substance produite par la nature, propre à réparer les pertes que nous faisons par l'exercice de nos fonctions, et qui sert à notre accroissement.

Comment doit-on étudier les aliments?

On doit les examiner : dans leurs principes constituants; dans leur influence sur l'économie animale; dans les moyens d'augmenter ou de diminuer cette influence pour la faire servir à notre profit.

CHAPITRE SECOND.

Des aliments en général et de leurs principes reconnus par la chimie.

Les matières alimentaires ont-elles toutes les mêmes principes ?

Non, elles diffèrent selon qu'elles sortent du règne végétal, ou du règne animal.

Leur action sur l'homme doit donc aussi différer ?

Sans doute, le régime végétal diminue

l'activité de la circulation et la chaleur animale, affaiblit le système nerveux, et entraîne après lui une constitution molle et lâche ; tandis que le régime animal vivifie nos fonctions, accélère la circulation, active la nutrition, et procure une constitution forte et robuste.

CHAPITRE TROISIÈME.

Examen des principes immédiats des végétaux.

A combien de classes peut-on rattacher les principes végétaux?

A trois classes principales; la première, comprenant les végétaux dans lesquels l'hydrogène et l'oxygène sont dans des rapports plus grands que dans l'eau ; la seconde, ceux dans lesquels ces principes sont dans les mêmes rapports que dans l'eau ; la troisième, ceux dans lesquels la quantité d'oxygène est plus grande que dans l'eau.

Qu'est-ce que l'hydrogène?

L'hydrogène, substance simple qui constitue l'un des éléments de l'eau, est le plus léger de tous les gaz connus ; c'est celui dont on se sert pour remplir les aérostats.

Quel est son caractère distinctif?

C'est d'être inflammable, ce qui lui faisait donner autrefois le nom d'air inflammable.

Qu'est-ce que l'oxygène?

C'est un gaz incolore, inodore, plus lourd que l'air, et formant le 1/5 du volume de l'air atmosphérique, les 8/9 du poids de l'eau ; il constitue la base des matières végétales et des matières animales : c'est le soutien de la combustion et de la respiration.

Qu'est-ce qu'un acide ?

C'est, au point de vue qui nous occupe, le le principe le plus abondant et le plus sensible au goût.

Quels sont les fruits et les légumes dans lesquels ce principe domine ?

Ce sont les oranges, les groseilles, les cerises, les merises, les pommes, les poires et l'oseille.

Ces fruits sont-ils nutritifs au même degré ?

Non, ils sont plus ou moins nutritifs, selon que les principes muqueux et sucrés sont plus ou moins abondants.

Quels sont les principes des végétaux dans lesquels l'hydrogène et l'oxygène sont dans les mêmes rapports ?

Ils sont au nombre de neuf; mais nous ne nous occuperons que de ceux qui sont essentiellement nécessaires, tels que le sucre, la fécule, la gomme.

Qu'est-ce que le sucre ?

Le sucre est une substance solide ou liquide, douée d'une saveur douce, soluble dans l'eau, et qui, seule, a peu d'action sur l'économie; mais, mêlée à d'autres substances, elle facilite la digestion.

Quelles sont les substances qui le fournissent ?

C'est principalement la canne; mais on en retire aussi de la betterave, de la châtaigne et du raisin.

Quels sont les fruits les plus sucrés ?

Ce sont les figues, les dattes, les raisins, les prunes, les abricots, auxquels il faut ajouter les suivants qui contiennent plus ou moins d'acide : les pêches, les fraises, les framboises, les mûres, les jujubes, le melon, les nèfles, les coings.

Qu'est-ce que la fécule?

C'est une substance que l'analyse chimique a découverte dans une quantité considérable de graines, et qui se présente sous la forme d'une poudre blanche, insipide et inodore.

Quelles sont les matières végétales qui contiennent le plus de fécule?

Ce sont les grains de froment, d'orge, de seigle, de maïs, la pomme de terre, les haricots, les fèves, les pois, etc., etc.

Quelle alimentation produit-elle?

Elle produit une alimentation moyenne.

Qu'est-ce que la gomme?

C'est un produit incristallisable et incapable d'éprouver la fermentation; il abonde dans les matières végétales, et produit une alimentation relâchante.

Y a-t-il plusieurs espèces de gommes ?

Il y en a plusieurs : la gomme arabique, la gomme adragante et la gomme du pays.

Quels sont les végétaux où cette substance domine ?

Ce sont la carotte, la betterave, le panais, le salsifis, le navet, les asperges, l'épinard, la mâche, l'artichaud, les pois verts, le concombre et le potiron.

Quels sont les principes immédiats des substances dans lesquelles l'hydrogène est à l'excès par rapport à l'oxygène ?

Ce sont le beurre ; l'huile qu'on retire de divers fruits, tels que l'olive, l'amande, la noix, la faîne ; et différentes graisses que nous employons, comme celles du porc, de l'oie.

N'y a-t-il pas d'autres principes à connaître ?

Il en est qu'on appelle principes végétauxanimaux et qui sont : l'asparagine, principe constituant des asperges ; le gluten, qui provient du froment, du seigle, de l'orge, et qui donne au pain sa bonté, en même temps qu'il fournit une alimentation nutritive.

CHAPITRE QUATRIÈME.

Examen des principes tirés des corps organiques animaux.

PRINCIPES IMMÉDIATS NI GRAS NI ACIDES.

Quels sont ces principes et quelle alimentation donnent-ils ?

On trouve entre autres, la fibrine, le caséum, l'osmazone, substances qui procurent une alimentation tonique et réparatrice.

Où trouve-t-on la fibrine ?

On la trouve en grande abondance dans

les chairs musculaires ; mais elle n'y est pas toujours dans les mêmes proportions : c'est ce qui fait que les chairs blanches sont moins nutritives que les chairs noires.

Où trouve-t-on l'albumine ?

Dans le sérum du sang et dans le blanc d'œuf ; elle est très-nutritive, mais moins que la fibrine.

Qu'est-ce que la gélatine ?

C'est un principe qui s'obtient en traitant par l'eau bouillante les chairs, les téguments, les tendons des animaux. Elle est transparente, plus nourrissante que la gomme.

Qu'est-ce que le caséum ?

C'est une substance qui se trouve dans le lait, et que l'on obtient en abandonnant ce liquide à lui-même ; c'est la partie dominante du fromage, qui lui emprunte ses qualités réparatrices.

Qu'est-ce que l'osmazone?

L'osmazone est un extrait brun, rougeâtre, aromatique, sapide, que l'on trouve dans les chairs musculaires du bœuf, du mouton, du chevreuil, du lièvre, de la perdrix, de la caille, de la bécasse, et dans les champignons. C'est une matière éminemment réparatrice.

CHAPITRE CINQUIÈME.

Des aliments considérés dans les animaux.

Quelle est la première condition d'un bon aliment?

C'est sa digestibilité.

Les aliments tirés des animaux sont-ils tous digestibles au même degré?

Non; car une foule de circonstances influent sur leurs qualités, telles que le sexe, l'âge, l'état d'embonpoint de ces animaux; les climats où ils vivent; la qualité de nourriture qu'on leur donne.

Quels sont les animaux qui servent à notre alimentation?

Ce sont le bœuf, d'une alimentation réparatrice et facile; le veau, le mouton, d'un usage très-fréquent, d'une chair douce et très-nourrissante; l'agneau, d'une grande délicatesse et d'une alimentation réparatrice et non excitante; la chèvre, peu employée; le porc, d'une digestion difficile et qui fournit une graisse dont on fait un grand usage; le sanglier, plus digestible que le précédent à cause de l'arome dont il est pénétré; il en est de même du lièvre et du chevreuil, qui forment des aliments exquis, etc.

Quels sont les oiseaux qui nous fournissent les matériaux réparateurs?

Ce sont, parmi les animaux domestiques:

le coq, chair blanche, d'une digestion facile; la poule, le poulet, le dindon, d'une délicatesse extrême; le faisan, le canard, l'oie, les pigeons, d'une chair noire, d'une alimentation tonique.

Parmi ceux qui vivent indépendants, on trouve l'alouette, la caille, l'ortolan, la gelinotte, aliments savoureux et réparateurs. La perdrix, la grive, le merle, le coq de bruyère, le pluvier doré, la bécasse, sont très-estimés et d'une alimentation tonique et réparatrice.

Quels sont parmi les poissons ceux qui servent à notre alimentation?

Ce sont l'esturgeon, l'alose, le barbeau, la brême, la vaudoise, tous d'une facile digestion; la perche, le brochet, l'anguille, l'éperlan, la truite, la carpe, la lotte, le merlan, l'anchois, le hareng, la sardine, le thon, la raie, le maquereau, le turbot, la limande, auxquels il faut ajouter les écrevisses et les limaçons.

CHAPITRE SIXIÈME.

Des Assaisonnements.

Qu'appelle-t-on assaisonnements?

On appelle ainsi diverses substances peu nourrissantes destinées à relever la saveur des aliments.

Quels sont leurs effets?

Ils activent l'appétit, mais procurent des digestions pénibles, irritent la membrane de l'estomac et enflamment cet organe.

D'où proviennent ces substances?

Des trois règnes de la nature : du règne végétal, du règne minéral et du règne animal.

Nommez quelques-unes de ces substances?

Il y a la canelle, les câpres, les anchois, le girofle, la muscade, les cornichons, la moutarde, le piment, le poivre, le sel marin, le vinaigre, etc., etc.

CHAPITRE SEPTIÈME.

Aliments considérés sous le rapport de leur préparation et de leur conservation.

Quels sont les effets des diverses préparations que l'on fait subir aux aliments?

Ces préparations agissent sur les aliments en modifiant, soit leur composition, soit leur action sur les organes.

Donnez un exemple de ce changement?

Il y a des fruits qui perdent leur acidité par la cuisson, et qui deviennent par là d'une plus facile digestion; de ce nombre sont les diverses marmelades et les gelées.

N'y a-t-il pas d'autres substances dans cette catégorie?

Il en est de même de la fécule qui produit une alimentation facile et très-réparatrice quand on la fait bouillir dans l'eau, dans le lait ou dans le bouillon. On doit ajouter encore le sagou, le tapioka.

Est-ce la seule préparation qu'on puisse faire subir à la fécule?

Non; combinée avec le gluten, elle forme l'aliment universel qui est le pain.

Y a-t-il plusieurs espèces de pain et peut-il subir des altérations?

Il y en a de plusieurs espèces qu'il est inutile d'énumérer. Il suffit de savoir que celui qu'on fait avec de la farine de froment est préférable à tout autre, et qu'il est susceptible d'être altéré de plusieurs manières.

CHAPITRE HUITIÈME.

Effets produits sur l'économie animale par les aliments.

Quel est l'effet premier de l'alimentation?

C'est d'apaiser la faim sans rien ajouter à notre propre substance.

Comment s'opère l'alimentation?

Par la mastication, ensuite par la combinaison de certains sucs que ces aliments attirent dans l'estomac, d'où il résulte une espèce de bouillie, appelée chyme.

Que devient ce chyme?

Il est bientôt transformé en un fluide connu sous le nom de chyle, fluide qui, à son tour, est changé en sang par l'action des organes.

Où se fait l'alimentation?

C'est un secret de la nature qu'il ne nous est pas donné de dévoiler.

Quelle est l'influence de l'alimentation sur l'économie animale?

Cette influence est en raison de l'espèce de nourriture que l'on prend. C'est ainsi que le régime végétal affaiblit l'homme, et que le régime animal augmente les forces physiques.

Doit-on faire exclusivement usage de l'une de ces alimentations?

Non; il est utile d'observer ou de changer son régime habituel, pour se soustraire aux maladies que le même régime, longtemps continué, pourrait occasionner.

Quelle est la quantité de nourriture que l'homme doit prendre chaque jour?

Elle doit être proportionnée à l'exercice qu'il se donne, et aux efforts que son travail exige. L'homme qui, par la nature de ses occupations, fait une grande dépense de force musculaire, a nécessairement besoin d'une alimentation plus abondante que celui dont les membres demeurent inactifs.

Quelle est donc la meilleure règle à suivre pour bien se porter?

C'est de manger peu; car la sobriété, en exemptant l'homme d'une foule d'infirmités qui sont les suites de l'intempérance, prolonge la vie.

La diète a-t-elle quelque influence sur l'homme?

Oui; l'abstinence favorise l'absorption, facilite l'animalisation des aliments, et donne à nos fonctions plus d'activité et d'énergie.

Y a-t-il plusieurs espèces d'alimentation?

Il y en a plusieurs : l'alimentation rafraîchissante, celle qu'on appelle tonique, et l'alimentation réparatrice et tonique.

Qu'entend-on par alimentation rafraîchissante?

On entend par là l'usage de substances peu nutritives, telles que les fruits acidulés, par exemple.

Quels sont ses effets sur l'organisation?

Ils diminuent la trop grande énergie des organes et la vivacité des passions.

Cette alimentation est-elle propice à toutes les constitutions?

Non; les personnes faibles et les scrofuleux doivent bien se garder d'en faire un usage prolongé, parce qu'elle augmenterait leur débilité originelle.

Qu'appelle-t-on alimentation tonique et réparatrice?

Cette alimentation consiste dans l'usage des différentes viandes qui contiennent les matériaux les plus réparateurs, comme le bœuf, le mouton, l'oie, le lièvre, le chevreuil, le sanglier, etc.

Pourquoi l'appelle-t-on ainsi?

Parce qu'elle imprime à l'estomac un surcroît d'activité, augmente la nutrition, redouble l'action des organes, produit l'embonpoint et procure une vigueur, une agilité et une force remarquables.

En quoi consiste l'alimentation tonique peu réparatrice?

Elle consiste dans l'usage des substances végétales qui, sous un même volume, contiennent moins de parties nutritives que les substances animales.

Comment agit cette alimentation?

Par les principes amers que ces substances contiennent.

Quelle est leur action sur les organes?

Ces aliments végétaux introduits dans l'estomac, produisent sur cet organe un resserrement tonique qui lui donne plus d'énergie et favorise son action.

Leur usage active la nutrition, et la rend plus facile sans augmenter l'embonpoint.

CHAPITRE NEUVIÈME.

Des Boissons.

Qu'entend-on par boissons?

On entend par boissons, des liquides propres à étancher la soif.

Y a-t-il plusieurs espèces de boissons?

On en compte plusieurs, parmi lesquelles sont : l'eau, le vin, la bière, le poiré, le cidre, l'eau-de-vie et plusieurs autres qui servent à nos repas.

Qu'est-ce que l'eau?

C'est un liquide transparent, incolore, inodore et dissolvant une quantité considérable de corps.

L'eau est-elle un corps simple?

Non; elle est composée d'oxygène et d'hydrogène.

Toute eau est-elle potable?

L'eau, pour être bonne, doit être fraîche, limpide, transparente, inodore; elle doit, en outre, contenir de l'air et une certaine quantité de sels en dissolution.

Quelle est donc la meilleure eau naturelle?

C'est, sans contredit, l'eau de rivière qui est la plus légère, surtout si elle roule sur le gravier.

Qu'est-ce que le vin?

C'est une liqueur excitante, résultant du premier degré de fermentation des raisins.

Tous les vins ont-ils les mêmes qualités?

Plusieurs circonstances font varier les

qualités des vins; outre la couleur, la saveur et l'âge, le sol qui les produit leur imprime des différences incontestables.

Quels sont les vins qui contiennent le plus d'alcool et d'arome?

Ce sont ceux qui prennent naissance dans les pays les plus voisins des tropiques.

Quels sont les vins les plus généreux?

Parmi les vins étrangers, on trouve ceux de Chypre, de Tokaï, de Xérès, le Lacryma-Christi.

Parmi les nôtres, ce sont ceux de Frontignan, de Lunel, de la Côte-Rôtie, de l'Hermitage, de Tavel, etc., etc.

Ces vins sont-ils bons pour l'usage habituel?

Non; ils sont trop capiteux et trop excitants. Les vins de Bourgogne, de Lorraine, de Bordeaux sont plus convenables, parce qu'ils contiennent moins d'alcool et plus d'arome.

Quelle est l'influence des boissons sur l'économie?

Indépendamment de leur propriété dissolvante, il en est une autre non moins importante, qui consiste à favoriser l'action des organes sur les aliments et à faciliter ainsi la digestion.

N'y a-t-il pas une action moins bienfaisante?

L'usage immodéré des boissons produit cette espèce d'abrutissement connue sous le nom d'ivresse.

Quels sont les dangers de l'ivresse?

Ils consistent dans le dépérissement du corps et l'épuisement de l'esprit, occasionnés par une foule de maladies, et quelquefois dans une mort prompte.

L'action de l'eau sur les aliments est-elle moindre que celle du vin?

L'eau peut avoir la même propriété que le vin, quand elle contient un principe aromatique, tel que le café, le thé, etc., etc.

TROISIÈME PARTIE

Climatologie.

DE L'AIR & DE SES DIFFÉRENTES PROPRIÉTÉS

PREMIÈRE DIVISION

PROPRIÉTÉS ESSENTIELLES

Qu'est-ce que l'air?

L'air est un fluide élastique, composé d'oxygène et d'azote, de gaz acide carbonique et de vapeur, dans lequel nous vivons, et qui environne la terre jusqu'à la hauteur de quinze à seize lieues.

Qu'est-ce que l'azote?

C'est un gaz qui entre dans la composition

de l'air atmosphérique, mais qui seul ne peut entretenir ni la respiration ni la combustion.

A quoi sert l'air?

Il sert à fournir aux organes de la respiration les principes nécessaires à l'entretien de la vie.

Quelles sont les propriétés essentielles de l'air?

Elles consistent dans sa fluidité, son élasticité, sa compressibilité et sa pesanteur.

Qu'entend-on par fluidité?

On entend par fluidité de l'air la propriété qu'il a de se mouvoir en tous sens, de s'appliquer à toutes les surfaces du corps, de nous envelopper et d'être déplacé avec la plus grande facilité.

Qu'appelle-t-on compressibilité de l'air?

On dit que l'air est compressible parce qu'il est susceptible de se resserrer en raison du poids dont on le charge, et qu'il est élastique, parce que, du moment que la pression cesse, l'air reprend d'une manière complète son premier état.

Donnez une preuve de la pesanteur de l'air.

On n'a qu'à injecter de l'air dans un vaisseau de verre de manière à ce qu'il soit comprimé; on verra que ce vase sera plus pesant que quand il contenait de l'air libre ordinaire.

L'air est-il toujours sujet à la même compression?

Non; elle diminue à mesure que l'on s'élève, et augmente à mesure que l'on s'abaisse au-dessous du niveau de la mer.

Que suit-il de là?

On doit en inférer que cette pression de la colonne d'air empêche certains liquides de passer à l'état de fluides élastiques.

Peut-on connaître la pesanteur de l'air?

On peut mesurer la pesanteur de l'air par le moyen d'un instrument appelé baromètre.

En quoi consiste cet instrument?

C'est un tube de verre recourbé dont la longueur excède 76 centimètres, fermé à son extrémité supérieure, libre par l'inférieure et rempli de mercure.

SECONDE DIVISION

Propriétés accidentelles de l'air.

CHAPITRE PREMIER.

Quelles sont les propriétés accidentelles de l'air?

Elles consistent dans sa température, son humidité, sa sécheresse et son état d'électricité.

Que doit-on entendre par température de l'air?

On doit entendre par là le degré appréciable de sa chaleur.

D'où provient le calorique?

Il provient du soleil.

La température est-elle toujours la même?

Non; elle varie dans les régions tempérées et dans les régions froides avec les saisons de l'année; elle est d'autant plus élevée dans les diverses contrées que celles-ci reçoivent mieux l'influence du soleil.

N'existe-t-il pas un point du globe où la température est la plus élevée?

Il en existe un : c'est la portion terrestre qui correspond à l'Équateur, parce que les rayons solaires y sont perpendiculaires.

Quelles sont les causes qui influent sur la température?

La température varie selon l'élévation des

lieux, l'inclinaison des terrains vers les pôles ou vers l'Équateur, la direction des vents, la nature du sol, le voisinage des volcans.

CHAPITRE SECOND.

Qu'entend-on par humidité de l'air?

On entend par là la présence de l'eau dans ce fluide.

Comment cette eau est-elle dans l'air atmosphérique?

Sa présence tient à la propriété que l'air possède de dissoudre l'eau et de la retenir à l'état de vapeur.

Cette action de l'air sur les eaux existe-t-elle toujours?

L'évaporation que subissent les masses d'eau qui recouvrent les diverses parties du globe est continuelle, quelle que soit la température atmosphérique.

Cette propriété a-t-elle toujours le même degré?

Non; la faculté dissolvante de l'air augmente avec la température, et par le mouvement plus ou moins considérable de l'eau.

Cette eau atmosphérique est-elle visible?

Elle ne l'est pas, tant que la quantité d'eau ne surpasse pas le degré de saturation de l'air; mais si, par suite de la diminution de la température, la quantité de vapeur surpasse le degré de saturation de l'air, ces vapeurs se condensent, reprennent l'état liquide et se précipitent en rosée, en pluie, en grêle, etc., etc., ou restent suspendues en l'air sous forme de nuages, de brouillards.

Que doit-on entendre par air sec?

On doit entendre par là l'air dont la propriété dissolvante surpasse son degré de saturation.

CHAPITRE TROISIÈME.

Qu'est-ce que l'électricité?

L'électricité est un fluide qui se trouve dans tous les corps, et qui les met en état d'attirer ou de repousser de petites pailles, des plumes ou d'autres corps légers.

Existe-t-il des moyens de développer l'électricité?

Il y a deux manières bien connues d'électriser les corps. La première consiste à frotter un corps avec la main ou avec un papier gris; la seconde, à les toucher avec une substance récemment électrisée.

Comment se manifeste l'électricité?

Par des mouvements alternatifs, que l'on

a nommés *attraction* ou *répulsion,* selon que les corps s'attirent ou se repoussent.

Y a-t-il donc plusieurs espèces d'électricité?

Il y en a deux : *l'électricité vitrée* et *l'électricité résineuse.*

Tous les corps sont-ils électrisables au même degré?

Non; les uns laissent échapper l'électricité avec la plus grande facilité; les autres la conservent plus longtemps.

On donne aux premiers, pour ce motif, le nom de *conducteurs*, et aux seconds celui de *non-conducteurs.*

Nommez les appareils propres à produire l'électricité et à faire connaître ses phénomènes?

Ce sont la machine électrique, la bouteille de Leyde, la pile de Volta, l'électromètre, l'électroscope, la balance électrique de Coulomb.

Quels sont les effets de l'électricité sur l'économie animale ?

Ses effets consistent à exciter les mouvements organiques, à accélérer la circulation et les sécrétions : c'est tout ce que la science connaît à cet égard.

CHAPITRE QUATRIÈME.

Des Saisons.

Qu'entend-on par saisons?

On entend par saisons des variations atmosphériques remarquables, qui surviennent pendant la révolution que la Terre éprouve dans une année.

Quelle est la cause des saisons?

Le changement des saisons est dû à l'éloignement plus ou moins grand du Soleil, et à la manière plus ou moins oblique dont ses rayons rencontrent la Terre.

Combien y a-t-il de saisons ?

Il y en a quatre : le printemps, l'été, l'automne et l'hiver.

Quelle est leur influence sur l'homme ?

Leur influence consiste à modifier sans cesse notre corps, et à le disposer davantage à certaines maladies.

On pourrait dire avec quelque raison que chaque saison apporte ses maladies.

CHAPITRE CINQUIÈME.

Climats.

Qu'appelle-t-on climat ?

On appelle ainsi le degré de température des différentes régions.

Y a-t-il plusieurs espèces de climats?

On en distingue plusieurs, que l'on divise en chauds, froids et tempérés.

Quels sont les pays chauds?

Ce sont tous ceux qui sont à 30 degrés en deçà ou au delà de l'Équateur; on y comprend une grande partie de l'Afrique, de l'Asie, de l'Amérique, et la Nouvelle-Guinée.

Quels sont les pays tempérés?

Ce sont l'Europe, la haute Asie, la Chine, le Japon, l'Amérique septentrionale, le cap de Bonne-Espérance, le Diémen, le Chili, jusqu'au 55e degré.

Faites connaître les pays froids?

Ce sont le nord de la Suède, la Nouvelle-Zélande, le Spitzberg, la Sibérie, le Groënland, la baie d'Hudson.

Quelle est l'action des climats sur l'homme?

Les climats ont une action considérable

sur l'homme, et sur toutes les fonctions de l'organisme, tant par la nature des aliments qu'ils produisent, que par leur degré de température.

Quels sont les effets d'une température moyenne?

Ils consistent à rendre la digestion plus facile, la respiration plus libre, la circulation plus rapide, la nutrition plus développée, la force plus énergique, et les fonctions plus vigoureuses.

Indiquez les effets de l'air chaud?

Digestion difficile, respiration fréquente, circulation altérée, nutrition peu énergique, force musculaire molle, tels sont les résultats de l'air chaud.

Quels sont les effets de l'air froid?

Cette température procure des digestions plus actives, un appétit plus vif, des contractions du cœur plus énergiques et plus fréquentes, une respiration plus active ; elle procure, en un mot, un accroissement de vigueur dans nos fonctions.

CHAPITRE SIXIÈME.

Des Localités.

Les localités sont-elles toutes sous la même influence?

Cette influence varie selon la nature du sol, la position des lieux et la culture des terres.

Comment la nature du sol influe-t-elle sur l'homme?

Par les productions qui y naissent. C'est ainsi que nous retirons une nourriture succulente des animaux qui ont été nourris par de gras pâturages, tandis que le contraire a lieu pour les animaux nourris dans les localités arides.

Il y a donc des lieux défavorables à la constitution de l'homme ?

Certainement; on n'habite pas impunément le voisinage des marais, à cause des émanations qu'ils produisent.

Quels sont les lieux les plus favorables ?

Ce sont ceux qui avoisinent les forêts, parce qu'elles entretiennent une fraîcheur continuelle dans l'atmosphère, et qu'elles diminuent le froid en brisant le cours des vents.

Les montagnes n'ont-elles pas un effet bien marqué sur les localités ?

Leur position a une influence incontestable; car les localités sont d'autant plus chaudes qu'elles sont abritées au nord, et *vice versa.*

Les localités influent-elles donc sur l'homme ?

Sans doute, puisque les unes sont favorables et les autres nuisibles à sa constitution.

TROISIÈME DIVISION

De la Propreté en général.

CHAPITRE PREMIER.

La propreté est-elle essentielle ?

Sans doute, puisqu'elle nous fournit les moyens nécessaires pour favoriser l'entretien de notre santé.

Jusqu'où doit-elle s'étendre ?

Elle doit s'étendre sur tous les objets destinés à remplir nos besoins; mais particulièrement sur nos habits, et sur le linge qui est appliqué immédiatement sur le corps.

Cette précaution est donc bien nécessaire ?

Sans doute ; car les objets qui sont immédiatement appliqués sur la peau peuvent déterminer des éruptions de toute espèce, s'ils ne sont pas propres.

Faites connaître les divers moyens d'entretenir la propreté ?

Ce sont les lotions, les ablutions, les bains, etc., etc.

Quelle est l'action des lotions et des ablutions ?

Leur action consiste à favoriser les fonctions de la peau, et à donner du ton et du ressort aux chairs.

Cette action est-elle toujours la même ?

Non ; les effets des lotions sont subordonnés à la qualité et à la température du liquide dont on se sert. C'est ainsi qu'elles peuvent être toniques ou relâchantes, selon que le liquide contient des substances aromatiques ou mucilagineuses.

Quelle doit être généralement la température de l'eau?

L'eau dont on se sert pour les lotions journalières doit être froide, surtout en été.

Quelles sont les parties du corps qui doivent être soumises à des lotions plus fréquentes?

Ce sont celles qui sont exposées aux agents extérieurs, comme la figure, les mains, parce que ces parties reçoivent la poussière, la pluie, la fumée, etc., et se salissent, par conséquent, avec la plus grande facilité.

N'y a-t-il pas une autre partie du corps que l'on doit soumettre à de fréquentes lotions?

Ce sont les pieds, que l'on doit souvent laver, autant pour les débarrasser des matières que la transpiration y accumule, et favoriser ainsi la fonction de la peau, que pour diminuer l'intensité de leur odeur, qui parfois est repoussante.

CHAPITRE SECOND.

Des Bains.

Qu'entend-on par bains?

On entend par là l'immersion du corps ou d'une partie du corps, dans l'eau liquide ou en vapeur.

Y a-t-il donc plusieurs espèces de bains?

Il y en a plusieurs; mais nous ne parlerons que du bain chaud, du bain tempéré et du bain froid ou d'eau courante.

Qu'appelle-t-on bain chaud?

On doit entendre par bain chaud, celui dont la température dépasse 30 degrés.

Quels sont ses effets immédiats?

Ils consistent dans une augmentation de chaleur, de rougeur à la peau, à la face. Le pouls devient plus fréquent, et la respiration plus accélérée et plus difficile.

Sont-ce là tous ses effets?

Non; car si l'on y reste plus longtemps qu'il ne faut, tous les phénomènes précédents augmentent, et, en outre, on peut y éprouver de l'angoisse, la syncope, et même une attaque d'apoplexie. Ce bain laisse après lui une faiblesse générale, rend la digestion difficile et les facultés intellectuelles languissantes.

Quels sont ses effets généraux?

Les plus remarquables sont : l'accélération du pouls, l'expansion des liquides, une perte de force considérable par les sueurs qu'il provoque, ce qui rend ce bain débilitant.

Qu'est-ce qu'un bain tempéré?

C'est celui dont l'eau est de 24 à 30 degrés,

Faites connaître ses effets?

On y éprouve une chaleur douce et agréable, un sentiment de bien-être qui se répand dans tout le corps. On y goûte un délassement qui dispose au sommeil; il vous laisse plus agile, plus rafraîchi, et procure aux fonctions une aisance qu'elles n'avaient pas; il est calmant.

Qu'appelle-t-on bain froid?

On appelle bain froid, celui dont l'eau est au-dessous de 14 degrés centigrades.

Quels sont ses effets immédiats?

Le premier est le frisson que l'on éprouve en y entrant, et qui occasionne ce qu'on appelle communément la *chair de poule*; le second, un trouble dans la circulation et la respiration; mais ce trouble disparaît bientôt. La réaction se fait, la peau rougit, le pouls augmente, et des contractions musculaires plus ou moins fortes surviennent, accompagnées d'envies fréquentes d'uriner. A la sortie de ce bain, après s'être essuyé, on éprouve un bien-être général.

Quels sont ses effets généraux ?

Il y en a deux. Si le bain est de courte durée, et si celui qui le prend n'est pas trop faible, ce bain est toujours fortifiant; il diminue les forces vitales dans le cas opposé.

Leur usage influe-t-il sur le corps de l'homme ?

Quand ces bains sont répétés dans le cas indiqué en premier lieu, ils laissent sur l'homme une empreinte de force remarquable; mais s'ils ne produisaient pas ces effets, et que l'on continuât leur usage, ils affaibliraient de plus en plus et deviendraient nuisibles à la santé.

A quel degré prend-on le bain de mer ?

C'est ordinairement à 15 ou 20 degrés.

Quels sont ses effets ?

Ses effets sont les mêmes que ceux que nous avons signalés en traitant du bain froid ; il produit, en outre, une espèce d'irritation sur la peau qui est due à l'action des sels que l'eau contient.

Ce bain convient-il à tout le monde ?

Ce bain ne convient bien qu'aux personnes d'un tempérament faible et délicat, à celles d'un tempérament lymphatique.

Règles générales sur les Bains.

Y a-t-il des règles générales à suivre à l'égard des bains ?

Il en existe plusieurs, selon la qualité du bain. C'est ainsi que, pour ce qui regarde le bain froid, il est utile, avant d'y entrer, de faire quelque exercice et de se mouiller la tête, afin d'éviter les congestions ; on ne doit point le prendre pendant le travail de la digestion.

Quelle doit être la durée de ce bain?

Elle doit être soumise à l'effet qu'on en obtient; cependant, il faut se retirer au deuxième frisson.

Que doit-on faire après le bain?

On doit, après s'être parfaitement essuyé, prendre un léger exercice.

En est-il de même pour les bains chauds?

Ces mêmes précautions ne sont pas indispensables; mais on doit se mettre à l'abri du froid au sortir de ce bain, afin d'éviter les accidents fâcheux qui peuvent résulter du passage subit d'une température chaude à une température moins élevée.

Les bains sont-ils bien nécessaires à la santé?

On ne saurait trop en faire usage comme moyen de propreté, puisqu'ils dépouillent le corps du résidu de l'exhalation cutanée, et des souillures diverses qu'il peut avoir à sa surface.

Des Vêtements.

Qu'entend-on par vêtements ?

On donne le nom de vêtements à toutes les matières destinées à nous garantir des impressions et des vicissitudes de l'air.

Comment les vêtements remplissent-ils ce but ?

En conservant à notre corps une température convenable, par la propriété qu'ils ont de conduire plus ou moins bien le calorique.

Ont-ils encore une autre propriété ?

Oui ; ils ont aussi la faculté de s'imprégner de l'humidité extérieure et intérieure, ou de la laisser s'exhaler plus ou moins facilement.

Quels sont les vêtements les plus convenables pour l'hiver ou dans les pays froids ?

Ce sont ceux qui s'opposent à la déperdition de la chaleur du corps ; ils doivent donc être faits de matières mauvaises conductrices du calorique, telles que les laines, les fourrures, les ouates, et, en général, tous les tissus qui retiennent de l'air entre leurs pores.

Quels sont les vêtements les plus convenables en été ou dans les pays chauds?

Les vêtements, en été, doivent laisser passer la chaleur du corps. La toile de chanvre, de lin, et, en général, tous les tissus fins, lisses et serrés, sont bons conducteurs du calorique; on devra donc en faire usage dans la confection des habits d'été.

La couleur des vêtements a-t-elle quelque influence ?

Oui ; les vêtements blancs sont préférables en été, parce qu'ils réfléchissent ou, en d'autres termes, repoussent la chaleur et les rayons du soleil; par la raison contraire, les vêtements noirs conviennent mieux pour l'hiver dans les climats tempérés.

QUATRIÈME PARTIE

DU CERVEAU, DE SES FONCTIONS
ET DE LEURS EFFETS SUR LA SANTÉ.

CHAPITRE PREMIER.

Des Sens en général.

Que doit-on entendre par le mot sens?

On doit entendre par là la faculté de sentir.

Quelles sont les propriétés des sens?

Elles consistent à nous faire distinguer les objets nécessaires, et à nous faire repousser ceux qui pourraient nous être nuisibles.

A quoi sont-ils destinés?

A nous mettre en rapport avec le monde extérieur.

Combien l'homme a-t-il de sens?

L'homme a cinq sens, qui sont : la vue, l'ouïe, l'odorat, le goût et le toucher.

Les sens sont-ils capables de perfectionnement?

L'exercice et l'habitude augmentent de beaucoup leur délicatesse.

Il est donc urgent de perfectionner les sens?

On ne saurait trop mettre de soins à acquérir la perfection des sens, parce qu'elle est du plus grand intérêt pour le développement de l'intelligence.

CHAPITRE SECOND.

De la Vue et de la Lumière.

Qu'est-ce que la vue?

C'est la faculté de recevoir l'impression de la lumière.

Qu'est-ce que la lumière?

C'est un fluide impondérable répandu dans l'espace, et qui nous fait apercevoir les objets à certaines distances.

Quelle est la source de la lumière?

Nous dirons que la lumière émane du soleil et des astres.

Comment nous arrive-t-elle, et quelle est sa vitesse?

Les rayons lumineux nous arrivent en ligne droite; mais ils peuvent se propager dans tous les sens et sur tous les objets qu'ils rencontrent; en outre, ils parcourent environ 77 mille lieues ou 31 mille myriamètres par seconde.

Comment sait-on que la lumière nous arrive en ligne droite?

On peut s'en convaincre en faisant l'expérience suivante : si l'on place un corps non perméable à la lumière sur la ligne qui vient d'un foyer lumineux, entre ce foyer et notre œil, on cesse d'apercevoir le foyer.

Pourquoi dites-vous un corps non perméable à la lumière ?

Parce qu'il y a des corps dans la nature qui ne se laissent pas pénétrer par la lumière, tandis que d'autres, nommés pour cette raison transparents, la laissent passer.

Quel nom donne-t-on aux corps non transparents ?

On leur donne le nom de corps opaques.

Que résulte-t-il de la chute des rayons lumineux sur un corps opaque ?

Il en résulte ce que nous appelons *ombre*, parce qu'il n'y a que la partie que touchent les rayons lumineux qui soit éclairée.

Est-ce là tout ?

Non ; les rayons lumineux arrêtés par un

corps opaque sont brisés, et c'est cette déviation qu'on appelle réflection de la lumière.

En sera-t-il de même si la lumière traverse un corps transparent ?

Non, puisqu'elle le traversera ; mais elle éprouvera un changement de direction qu'on appelle *réfraction*.

La lumière est-elle susceptible de décomposition ?

Oui ; la lumière peut être décomposée par le moyen d'un prisme.

Quels sont les effets de la lumière sur l'œil ?

Si la lumière est trop forte, elle peut occasionner plusieurs maladies susceptibles d'entraîner la perte de la vue.

Quelle est celle qui convient le plus à l'œil ?

Celle qui ne lui fait éprouver aucune sensation, aucune douleur, en d'autres termes, celle qui n'est ni trop forte ni trop faible.

Quelles sont les règles à suivre à cet égard?

Éviter la lumière trop intense et trop faible, le passage brusque de la lumière aux ténèbres, et surtout de ces dernières à la lumière; éviter le travail à la lumière artificielle, un air trop chaud et trop humide, l'usage habituel des lunettes composées: telles sont à peu près les règles à suivre pour conserver la vue.

CHAPITRE TROISIÈME.

De l'Ouïe et des Sons.

Qu'est-ce que l'ouïe?

C'est la faculté de recevoir l'impression des sons.

Qu'est-ce que le son?

Le son est le résultat des vibrations des corps, et de l'air en particulier, transmises par ce dernier à l'organe de l'ouïe.

Donnez un exemple qui puisse faire comprendre cette transmission des sons?

Si l'on jette une pierre dans une eau douce et tranquille, il se formera à la surface de cette eau des ondes qui donnent une idée parfaite de la transmission des sons.

Qu'entend-on par vibrations ?

Si l'on fait vibrer une corde bien tendue par les deux extrémités, elle se meut en deçà et au-delà de ses points fixes : ce sont ces mouvements alternatifs qui constituent les vibrations.

Ces vibrations sont-elles toujours uniformes?

Non ; elles peuvent être confuses, et alors elles produisent ce que l'on appelle *bruit ;* mais quand elles sont régulières et qu'elles se continuent pendant un certain temps, il en résulte le *son.*

Quel est la vitesse du son?

Le son, dans l'air, parcourt environ 340 mètres par seconde.

Le son est-il toujours uniforme?

Le son subit des modifications selon la la nature des corps qui le produisent : ces modifications d'un même son constituent ce qu'on appelle *timbre.*

Le son n'a-t-il pas encore d'autres qualités?

Le son est encore *grave* ou *aigu* selon la vitesse des vibrations, et *faible* ou *intense* suivant l'énergie de ces vibrations et la nature du corps sonore.

Quels sont les effets des sons sur l'organe de l'ouïe?

Quand ils sont trop forts, ils peuvent occasionner plusieurs maladies, et même la perte de l'ouïe, comme il arrive souvent chez les artilleurs et les marins; quand ils sont faibles et qu'ils demandent une longue attention, ils peuvent déterminer des congestions cérébrales, etc., etc.

Sont-ce là tous les effets que le son produit?

Par les modifications dont il est susceptible, le son peut produire non-seulement une impression agréable sur l'ouïe, mais encore des effets très-considérables sur l'économie entière.

Les combinaisons de sons ne reçoivent-elles pas un nom particulier?

On leur donne le nom de musique.

La musique est-elle une chose utile à la santé?

Il est de la plus grande utilité d'entendre souvent de la musique, parce qu'elle pénètre en nous par plusieurs sens à la fois, et que toutes les parties de nous-mêmes sont soumises à son influence.

Elle a donc une action bien marquée sur nos fonctions?

Son action est considérable; car la respiration et la digestion sont accélérées ou ralenties par diverses sortes de musique. Les premiers sons d'une musique ravissante répandent sur nos sens un charme inexprimable. La musique vive et bruyante augmente l'énergie de nos fonctions.

Quels sont donc les effets de la musique sur l'organisme?

La musique calme la peur, réjouit l'âme, apaise les douleurs physiques, excite l'imagination, développe les idées, donne du courage, de la facilité pour soutenir les grandes marches, comme on le remarque chez les militaires.

CHAPITRE QUATRIÈME.

De l'Odorat et des Odeurs.

Qu'est-ce que l'odorat?

C'est la faculté de recevoir l'impression des odeurs.

Qu'est-ce que l'odeur ?

C'est une émanation subtile, invisible, impalpable qui s'élève de la surface des corps et qui se répand dans l'air.

Comment se propage-t-elle ?

On l'ignore; tout ce que l'on sait, c'est qu'elle ne peut se produire sans le secours de l'air.

Quel est son usage?

Son usage consiste à faire reconnaître les qualités de l'air qui doit servir à notre respiration, et à procurer en outre à l'homme des jouissances aussi douces que variées.

L'intensité des odeurs est-elle toujours égale?

Elle varie selon une foule de circonstances.

Les odeurs n'ont-elles pas d'autres usages que ceux dont nous avons parlé précédemment ?

Par leur affinité pour certains corps et par leurs combinaisons, elles servent à la toilette; c'est ainsi que nous nous procurons des pommades, des huiles, etc.

Quels sont les effets des odeurs sur l'économie animale?

Leurs effets sont excessivement variés : l'odeur du tabac produira l'*éternuement;* celle de la moutarde fera verser des larmes; une autre produira le sommeil, comme la *jusquiame;* une autre l'enivrement, comme la *bétoyne,* etc., etc.

Quelles sont les règles à suivre à l'égard des odeurs?

La première est de se soustraire à leur influence; pour remédier aux accidents qu'elles peuvent produire dans un appartement fermé, et où l'on coucherait, il faut faire ouvrir les croisées et faire respirer de l'acide acétique.

Expliquez comment surviennent les accidents que les odeurs produisent?

Les odeurs agissent de deux manières: en

irritant le système nerveux par l'arome qu'elles répandent, et en viciant l'air par l'acide carbonique qu'elles dégagent.

CHAPITRE CINQUIÈME.

Du Goût et des Saveurs.

Qu'est-ce que le goût?

C'est un sens auquel nous devons la faculté de reconnaître les qualités sapides des corps.

Quel est l'organe du goût?

C'est la langue; mais les joues et le palais partagent la faculté de nous faire apprécier la saveur des corps.

Quels sont les effets des saveurs?

Les impressions qu'elles produisent varient à l'infini; mais leurs effets peuvent devenir nuls par la grande habitude. C'est ainsi que le goût se blase par l'usage habituel des aliments de haut goût.

L'organe du goût est-il susceptible de développement ?

Sans doute ; nous en avons une preuve dans les gourmets, qui, à force d'éducation, reconnaissent parfaitement les diverses espèces de vins.

Quel est l'usage de ce sens ?

C'est de nous donner des notions sur les corps extérieurs, et de nous éclairer sur la nature des aliments.

CHAPITRE SIXIÈME.

Du Toucher.

Qu'est-ce que le toucher ?

C'est un sens qui nous fait connaître la forme, les dimensions, le poids et la température des corps.

Quel est l'organe du toucher ?

C'est la main, quoique le tact soit généralement répandu sur toute la surface du corps.

Le toucher est-il le même chez tous les individus?

Non ; il peut être exalté ou émoussé selon le genre de travail et d'occupation que l'on a; c'est ainsi que le toucher est plus émoussé chez un forgeron, par exemple, que chez un homme de cabinet.

Quelles sont les causes qui peuvent gâter la délicatesse du tact ?

C'est l'impression des corps, en épaississant la peau, et l'impression du froid, en resserrant ce tissu.

CHAPITRE SEPTIÈME.

De la Sensibilité.

Qu'est-ce que la sensibilité physique ?

C'est la faculté de sentir les impressions

produites sur nos organes; ainsi, voir, c'est sentir l'impression que la lumière fait sur les yeux.

Qu'entend-on par impression?

C'est une modification apportée à nos organes par une cause extérieure.

Qu'appelle-t-on sensation?

C'est le sentiment que nous avons de cette modification.

Quelle différence y a-t-il entre l'impression et la sensation?

L'impression n'agit que sur les organes; la sensation a son siége dans le cerveau.

Que faut-il donc pour qu'une sensation ait lieu?

Un excitant agissant sur l'économie et l'action de cet excitant transmise au cerveau par l'intermédiaire des nerfs.

Qu'est-ce que l'intelligence?

C'est une faculté de l'âme qui nous permet de connaître ou de concevoir.

L'intelligence est-elle susceptible de développement?

Sans doute; mais ce développement ne peut être acquis que par l'exercice; il faut donc toujours tenir l'intelligence en activité, en saisissant toutes les occasions d'observer et en ne portant son attention que sur des faits solides et positifs.

Qu'est-ce que le jugement?

C'est une faculté qui nous permet d'apprécier et de découvrir les rapports qui peuvent exister entre les objets.

Comment le forme-t-on?

On le forme en exerçant la mémoire à retenir des faits vrais, à accumuler ces faits, et ensuite à les rapprocher, à les comparer, pour en établir les rapports et les différences.

La mémoire est donc indispensable?

Sans aucun doute ; car sans elle on ne pourrait retenir aucun fait pour établir des raisonnements.

Quelle est l'influence de ces exercices sur le cerveau?

Pris à l'excès, ils peuvent avoir une influence funeste sur l'économie entière. Les digestions et l'alimentation peuvent être interrompues ; et chez les enfants, l'accroissement du corps peut en souffrir.

CHAPITRE HUITIÈME.

Du Sommeil et des Rêves.

Qu'est-ce que le sommeil?

C'est une suspension de l'action du cerveau.

Quelle doit être la durée du sommeil?

La durée du sommeil doit varier nécessairement, selon l'âge, le sexe, la constitution, et une foule d'autres circonstances; mais, généralement, sa durée doit être de sept heures.

Quel est l'effet du sommeil sur l'homme?

C'est de réparer les forces qu'il peut avoir perdues pendant la veille, et de donner aux organes et aux facultés intellectuelles une nouvelle énergie.

Est-il indifférent pour la santé de dormir le jour ou la nuit?

Non; car le sommeil du jour, ou ce qu'on appelle *sieste*, rend lourd, indolent, au lieu de réparer nos forces.

Quelles sont les conditions d'un bon coucher?

Il faut qu'il ne soit ni trop dur, ni trop mou, ni trop chaud, et qu'il soit placé dans une chambre vaste et bien aérée.

CHAPITRE NEUVIÈME.

Passions et Affections.

Qu'entend-on par passions et affections?

On entend par ces mots, des émotions que l'âme ressent, soit par suite d'une impression extérieure, soit par suite d'un penchant naturel.

Celles qui résultent d'une impression extérieure prennent plus particulièrement le nom d'affections, telles que la tristesse, les chagrins.

Les autres prennent le nom de passions, telles que la colère, l'ambition, la passion du jeu.

Ne peut-on pas confondre les passions avec les penchants ?

On ne saurait confondre les passions que l'on éprouve pour telle ou telle occupation, comme la poésie, la musique, les arts, avec les émotions ; parce que les unes sont durables et naturelles, et que les autres ne sont que l'effet d'une irritation cérébrale et sans durée.

Quels sont les effets des passions sur l'homme ?

Leurs effets immédiats consistent à troubler les fonctions de l'esprit et du corps, à rendre malades l'un et l'autre. C'est ainsi que la tristesse dessèche le corps, en empêchant la nutrition ; de même une douce joie donne un air florissant de jeunesse, en activant les fonctions.

Ne peut-on pas faire servir les passions au bien-être de l'individu?

Certainement on le peut ; car une bonne direction imprimée à l'irritabilité d'un enfant, par exemple, peut le soustraire aux funestes effets de la colère.

CINQUIÈME PARTIE

GYMNASTIQUE.

CHAPITRE PREMIER.

De l'exercice de la Parole et de la Voix; de leurs effets sur l'économie animale.

Qu'est-ce que la voix?

C'est une suite de sons dus aux vibrations qu'éprouve l'air, lorsque, poussé par la force des poumons, il traverse le larynx.

Qu'est-ce que la parole?

On appelle parole, la voix articulée, modifiée par les organes qu'elle traverse.

La voix et la parole, ne sont-ce pas deux choses identiques?

Il y a une différence essentielle. La voix n'est qu'un bruit grave, aigu, fort ou faible qui se forme dans la glotte. La parole est aussi un bruit, mais modifié d'une manière constante.

Qu'est-ce que le chant?

On donne le nom de chant à une suite de sons harmoniques, se succédant à des intervalles déterminés et appréciables.

Quel est le premier effet de la parole?

C'est de transmettre à nos semblables nos pensées et nos impressions.

Il est donc essentiel de développer cette faculté?

Oui; car sans elle, nous serions privés d'une foule de choses, qui concourent au bonheur de l'homme; comme les arts, les sciences, etc., etc.

Quels sont les effets de la voix sur l'économie?

Outre l'influence qu'elle peut exercer sur nos semblables, comme on le voit par les orateurs, les prédicateurs, il en est une plus grande, qui consiste à donner aux organes qui la produisent, de l'activité et de l'accroissement.

La voix ne peut-elle pas produire des accidents?

Elle peut déterminer des accidents variés: tantôt des crachements de sang, des anévrismes; tantôt des hernies. On rencontre souvent ces sortes de lésions chez les chanteurs de profession, et chez les crieurs publics.

Quel est le moyen de fortifier les organes de la voix?

C'est la déclamation, qui non-seulement agit sur les organes de la voix, mais encore modifie tout l'organisme.

Quelle est l'action des agents hygiéniques sur la voix?

Leur action varie selon les agents; c'est

ainsi que l'abondance de nourriture affaiblit la voix en augmentant l'embonpoint, et que l'abstinence produit les mêmes effets en affaiblissant les organes. — L'usage des boissons la rend rauque ; les passions la modifient aussi singulièrement.

CHAPITRE SECOND.

Des Exercices en général.

Nous ne nous occuperons ici que des exercices que l'on peut prendre dans les Maisons d'éducation, puisque cet ouvrage leur est spécialement destiné.

Quels sont les effets des exercices en général ?

C'est de changer le rhythme de la digestion, de la circulation et de la respiration, en leur donnant une activité plus prompte, plus accélérée.

Quels sont les effets des exercices sur un organe ?

C'est de déterminer une espèce d'excitation

qui attire vers cet organe les fluides destinés à entretenir sa vie ou son action.

L'organe doit donc devenir plus volumineux?

Il acquiert non-seulement plus de volume, mais encore plus de force, plus d'agilité, puisque les agents de la vie y affluent avec plus d'abondance.

Le système musculaire a donc un rapport avec le système nerveux et artériel?

Certainement; car les muscles excitent, augmentent la vitalité de ces systèmes, et leur font partager leur activité. C'est ainsi que l'on s'explique les différents effets excitants de la marche, du saut et de la course.

Que résulte-t-il de ces divers effets pour l'hygiène?

Ces effets sont de la plus grande importance, parce qu'ils offrent un moyen convenable de réprimer les conséquences fâcheuses des passions.

CHAPITRE TROISIÈME.

De la Marche.

Qu'est-ce que la marche?

C'est un acte par lequel nous nous transportons d'un lieu dans un autre par une succession de pas.

Quel est son premier effet?

C'est de servir au développement général de la force motrice.

Quelle est son action sur l'économie?

Elle consiste à donner à toutes les fonctions de l'économie une activité extraordinaire, et à procurer le bon état de nutrition de tous les organes.

La marche est donc bien importante?

Outre ce que nous venons de dire, c'est un remède d'un grand secours contre les maladies nerveuses, telles que la manie, la mélancolie, etc.

CHAPITRE QUATRIÈME.

Du Saut.

Qu'est-ce que le saut?

Le saut consiste dans l'action de s'élever verticalement au-dessus du sol, ou de franchir en avant ou en arrière certains espaces.

Comment s'opère le saut?

Par la flexion des membres inférieurs et leur extension violente et subite.

N'y a-t-il que les jambes qui concourent au saut?

Quelquefois les membres supérieurs y concourent : c'est lorsqu'on prend un point d'appui sur l'objet que l'on veut franchir, ou sur le sol au moyen d'une perche ou tout autrement.

Quel est l'effet du saut sur l'homme?

L'effet du saut est de développer les forces locomotives et les fonctions organiques à un degré plus grand que la marche.

Le saut ne peut-il pas occasionner des accidents?

Il peut en déterminer plusieurs, selon les efforts qu'il nécessite et la force avec laquelle on l'exécute; ainsi, il n'est pas rare de voir des hernies et autres accidents survenir à la suite de cet exercice.

CHAPITRE CINQUIÈME.

De la Course.

En quoi consiste la course?

La course consiste dans une série de sauts ou bonds exécutés par les membres inférieurs.

Les membres inférieurs exécutent-ils seuls la course?

Les muscles du tronc aident à effectuer les efforts qu'elle nécessite, et l'attitude des bras fait partager à ces derniers les avantages qui en résultent.

Quelle est la condition essentielle pour effectuer la course?

Une disposition favorable des jambes, et, en outre, un développement considérable de la poitrine.

Quels sont ses effets sur l'homme?

Ses effets consistent à donner une grande activité aux fonctions, et en particulier, à la respiration et à la circulation.

Cet exercice ne présente-t-il pas des inconvénients?

Porté à l'excès, cet exercice peut déterminer des crachements de sang, des anévrismes, des hernies, etc., accidents communs au saut.

CHAPITRE SIXIÈME.

De la Natation.

Qu'est-ce que la natation?

C'est l'art de se soutenir et d'avancer sur l'eau par le mouvement de certaines parties du corps.

La natation est-elle naturelle à l'homme?

Loin de là; c'est un art qu'il doit apprendre

et dont il ne vient à bout quelquefois que difficilement, et après un certain temps.

Pourquoi dites-vous difficilement?

Parce que le poids de l'homme est supérieur au poids de l'eau qu'il déplace, et qu'il lui faut divers procédés pour se maintenir en équilibre.

Quelle est l'utilité de la natation?

Cet exercice a une influence très-salutaire sur l'homme; il devient en outre d'une nécessité indispensable pour certains états, tels que ceux de pêcheurs d'huîtres, de coraux et de morues.

Est il indifférent de se livrer en tout temps à la natation?

Non; on doit éviter de se baigner d'abord après une pluie d'orage, parce qu'on est susceptible de contracter les fièvres, et ensuite dans la canicule, à cause de la force extrême des rayons solaires qui peuvent occasionner des congestions cérébrales, etc., etc.

Quel est le moment le plus favorable pour se baigner?

On doit se baigner de préférence le matin, ou le soir, avant le repas.

CHAPITRE SEPTIÈME.

De l'Équitation.

Qu'entend-on par le mot équitation?

On entend par là l'exercice à cheval.

Quelle est l'influence de cet exercice sur le corps?

Il opère un changement dans l'état des organes, par les secousses qu'il leur imprime.

Cette influence est-elle toujours identique?

Cette influence est proportionnelle à la force des secousses que le cheval fait éprouver au cavalier; c'est ainsi que le trot aura une influence plus considérable que le pas.

Le terrain sur lequel marche le cheval n'a-t-il pas aussi quelque importance?

Sans doute; un terrain ferme rendra les

percussions plus dures, et leurs effets sur l'économie plus grands. Un terrain mou, au contraire, rendra cette percussion moins forte, et par conséquent moins puissante.

Quelle est l'action de l'équitation sur les organes?

L'équitation rend la circulation plus vigoureuse, la respiration plus régulière, la nutrition plus active; elle donne de la vitalité à toutes nos fonctions et de la force à tous nos tissus.

Doit-on choisir l'heure de cet exercice?

Les moments les plus favorables sont les moments qui précèdent ou qui suivent les repas. Pris avant le repas, cet exercice ouvre l'appétit et dévoloppe les forces digestives; pris après le repas, le travail de la digestion s'exécute beaucoup plus vite, et la faim revient plus tôt.

Quelle est donc la propriété de cet exercice?

C'est d'être essentiellement tonique.

FIN

TABLE

Paris. — Typ. Pillet fils aîné, 5, rue des Grands-Augustins.

129

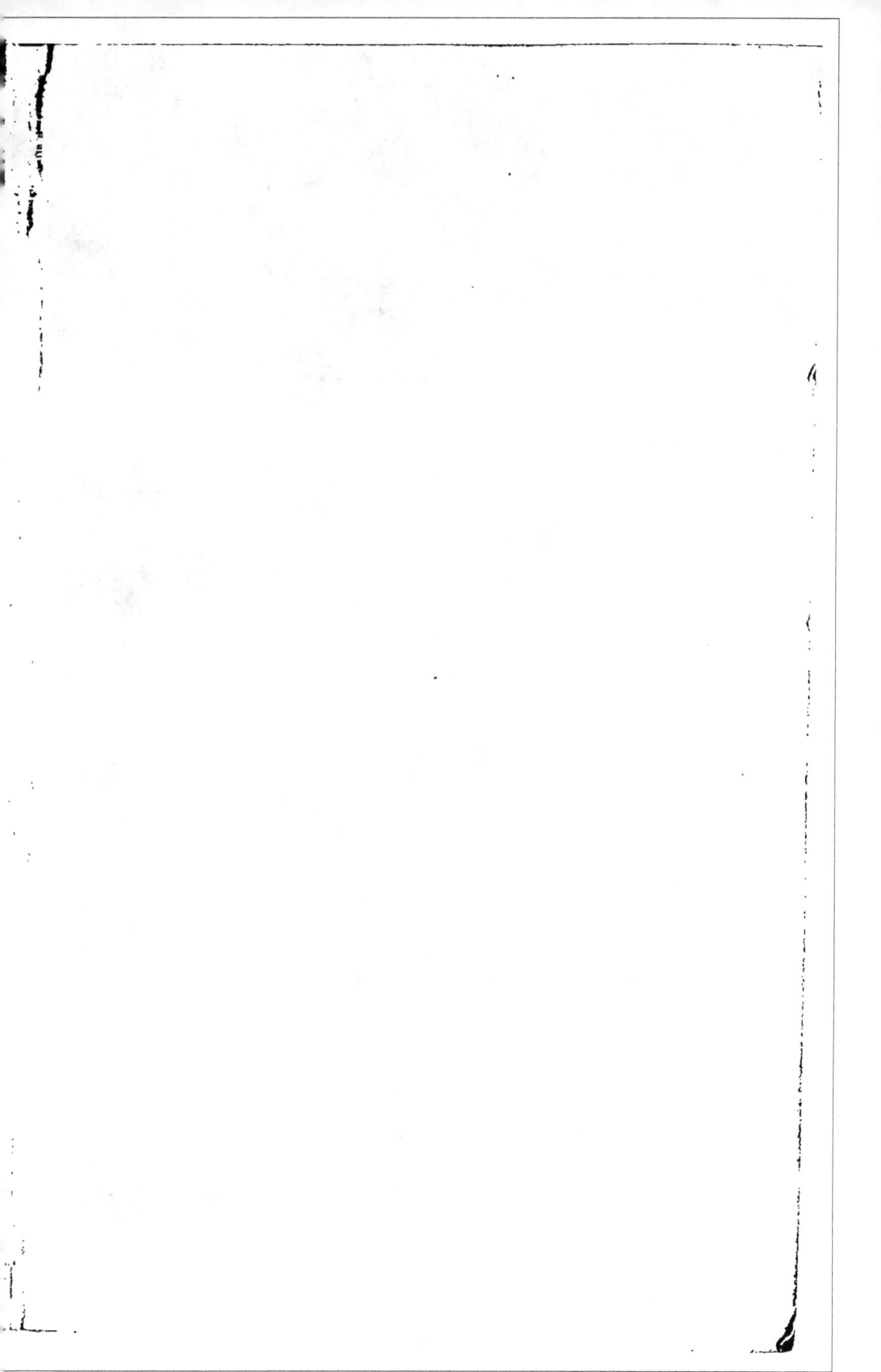

BIBLIOTHEQUE NATIONALE DE FRANCE
3 7531 03987492 1

www.ingramcontent.com/pod-product-compliance
Lightning Source LLC
Chambersburg PA
CBHW032324210326
41519CB00058B/5545